AF395975

COUP D'OEIL

SUR L'ÉTAT ACTUEL

DE LA MÉDECINE.

DÉDICACE.

Je dédie cet opuscule aux Grecs, et désire qu'il soit vendu à leur profit. Plusieurs raisons me dictent cette conduite.

Le courage et les souffrances de ce peuple, et la légitimité de la cause qu'il défend, doivent intéresser en sa faveur toutes les ames généreuses. S'il est vrai qu'il ait des vices, il les rachète bien par ses vertus. Si les Turcs étaient à leur place et se montraient comme eux, on leur devrait aussi des égards et de la bienveillance. Mais sous bien des rapports, les Grecs ont plus de droits que leurs ennemis à l'intérêt général. Ils en ont même qui leur appartiennent exclusivement à toute autre nation. Tel est celui qu'ils doivent à la mémoire de leurs ancêtres.

La Grèce ancienne rappelle tous les genres d'illustration. Elle fut le berceau des lettres, et plusieurs sciences y furent portées à un degré de perfection tel qu'on n'a pu depuis les faire avancer davantage. L'on ne sait qu'admirer le plus de l'élévation ou de la justesse des vues qui caractérisent le génie de ses grands hommes.

Ils savaient surtout bien observer la nature,
l'apercevoir dans son ensemble, et réfléchir en
même temps sur chacun de ses phénomènes. Ils
étaient pénétrés de cette importante vérité, que
ce qui ne peut pas être saisi par les sens, peut
l'être quelquefois par l'intelligence; et ils faisaient
le plus grand et le plus noble usage de cette pré-
cieuse faculté accordée à l'homme.

Aussi ont-ils été jusqu'à soupçonner la cause
première des phénomènes de la nature; et ils
étaient en si bon chemin, qu'il est plus que probable qu'ils n'auraient pas tardé long-temps à parvenir à apprécier cette cause et à connaître tous
les rapports intimes qui existent entre ses nombreux effets, si la face du monde n'eût pas changé
pour eux.

Depuis la renaissance des lettres et des sciences
en Europe, des savants ont tenté de faire revivre
leurs idées sur le système de la nature. Les Stahl,
les Kaau-Boërhave, les Van-Helmont, les Lecat,
les Barthez, etc., se sont surtout fait remarquer
par leurs vues élevées. Mais l'apparition de la
doctrine hallérienne a fait naître un autre ordre
d'idées; et c'est visiblement au grand détriment
des sciences physiologiques.

Depuis ce temps, on se borne à étudier superficiellement les phénomènes de la nature. On ne

les voit que par leur extérieur et dans un état d'isolement. Enfin on assigne à chacun une cause particulière. Il résulte de là une foule de petits systèmes qui se contredisent les uns les autres à tout bout de champ, et dont l'incohérence semble ne pouvoir être portée à un degré plus élevé que celui auquel elle est arrivée.

Il n'en est pas en physiologie et en médecine comme en physique. Il n'y a rien de plus trompeur que l'étude des apparences, des propriétés palpables ou visibles des corps vivants. Elle conduit nécessairement à rapetisser et à fausser tous les aperçus. Malheureusement on est généralement persuadé du contraire. On se garde bien de sortir de cette voie, et l'on a tout-à-fait abandonné la recherche des causes générales de la vie : c'est-à-dire qu'on a renoncé à un travail capable de conduire à des résultats bien autrement précieux que tous ceux qu'on a obtenus jusqu'ici. On ne paraît pas même s'inquiéter si la marche qu'on suit n'est pas en opposition directe avec cette recherche, et si elle ne multiplie pas de plus en plus les difficultés. C'est pourtant une chose qui semble facile à voir.

On doit juger par ces réflexions que le système général, à la découverte duquel j'ai été conduit moi-même, renferme des vues qui se rapprochent de celles qu'ont eues plusieurs philosophes de l'antiquité grecque. Et c'est cela particulièrement qui m'inspire une grande vénération pour eux et beaucoup de reconnaissance. Car ce sont des autorités qui peuvent être d'un grand poids, et qui, à mes yeux, valent bien les modernes sur un grand nombre de points.

Puissent leurs descendants avoir eux-mêmes assez de respect pour leur mémoire, pour remonter jusqu'à eux et se nourrir de leurs sublimes idées! Puisse le ciel les préserver des lumières nouvelles qu'on dit s'être répandues depuis dans les sciences médicales! Il en est au moins bien peu qui méritent l'exception. Le Grec de l'antiquité qui portait le grand nom d'Hippocrate, avait des vues qui étaient plus voisines de la vérité que celles qui dominent de nos jours.

Les médecins du continent qui ont déjà porté leurs pas dans la Grèce, se sont rendus par-là très-recommandables, et leur zèle est au-dessus de tout éloge. Mais, sans le vouloir, ils feront à ce peuple un funeste présent, s'ils le contraignent à adopter leurs idées, leurs illusions. Ce ne sera pas lui donner les moyens de réparer ses pertes, d'augmenter sa population épuisée.

COUP D'OEIL

SUR L'ÉTAT ACTUEL

DE LA MÉDECINE.

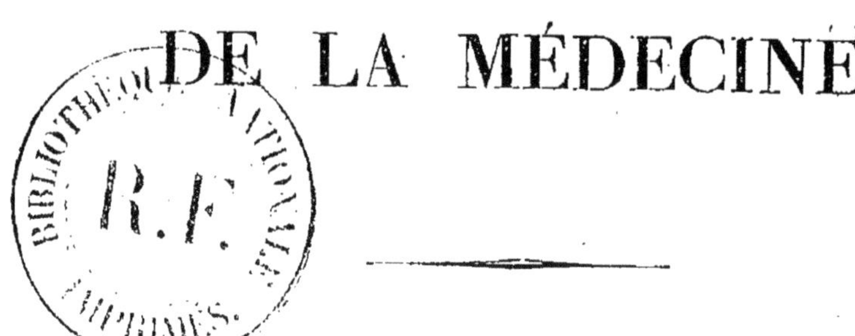

———

A voir l'extrême divergence des opinions qui rè-gnent en médecine ; à voir le chaos et l'incohérence portés au dernier période, il semble qu'on pourrait s'attendre à quelque incertitude dans les esprits. Chacun devrait être moins ferme dans sa croyance, et moins confiant dans l'état actuel des choses et sur la valeur des principes reçus.

Mais il s'en faut beaucoup qu'il en soit ainsi. Jamais on ne fut plus divisé qu'on l'est de nos jours, jamais il n'y eut plus de questions indécises, et ce-pendant jamais non plus on n'eut à un si haut degré la prétention de soutenir que tout est bien. A aucune époque le besoin d'un changement total ne fut plus pressant, à aucune époque il ne fut moins senti ou moins avoué parmi les médecins. L'innovation, disent-ils, ne peut qu'être dangereuse ; et ils poussent si loin cette aveugle et funeste prévention, qu'il est plus que probable qu'ils méconnaîtraient et rejetteraient la vérité elle-même se présentant sous des formes nouvelles.

Mais sur quoi donc est fondée cette manière de penser ? est-ce sur des résultats pratiques de haute espérance, sur des avantages marqués et palpables ? La société, enfin, est-elle fortement intéressée à cette immobilité d'un nouveau genre ? Compulsez les actes où l'on enregistre tous les jours les morts, écoutez les discours qui se prononcent aux tribunes politiques et littéraires, et vous aurez la triste réponse qu'on doit faire à ces questions. Il faut l'avouer, l'impuissance de la médecine actuelle est si marquée, qu'il est extraordinairement surprenant que les médecins eux-mêmes ne soient pas tous pénétrés de cette affligeante vérité.

Cependant il ne faut pas se méprendre à cet égard. Les médecins sentent bien ce côté faible de leur art, et ils voudraient bien en faire autre chose qu'un art de soigner (*curandi*) des malades. Leur goût pour l'immobilité n'est relative qu'à la théorie de la science, dont les éléments sont regardés par les uns comme invariablement fixés, et par les autres comme devant être à jamais ignorés. Car, du reste, on les voit se tourmenter de mille manières, se livrer sans cesse à des essais thérapeutiques plus hardis les uns que les autres, dans le desir d'arriver à une pratique plus heureuse, et de donner plus d'éclat à la puissance de la médecine. Faute de connaître toute la valeur des moyens curatifs que cette science a eus de tout temps à son pouvoir, ils se donnent mille peines pour en trouver de nouveaux.

Pour cela, ils ne craignent pas de faire des victimes : ils ne s'arrêtent pas à ce petit inconvénient de leurs manœuvres inconsidérées. C'est, disent-ils, de la pratique, et tout est permis sous ce prétexte. On peut compromettre l'existence des malades par des principes, mais jamais par des essais empiriques. Les poisons même les plus subtils peuvent être hasardés à grandes doses.

Mais, vains efforts ! leurs succès sont éphémères ou trompeurs. Les cimetières se peuplent comme de coutume. La mort frappe à grands coups tous les âges et toutes les constitutions, le riche qui s'entoure de toutes les lumières et de tous les secours de l'art, et le pauvre dépourvu de tout. Les reproches de la société sont plus amers que jamais, et l'incrédulité s'accroît tous les jours davantage.

Combien il serait urgent de sortir de ce triste état de choses ! Nous sommes à une époque où toutes les autres sciences font des progrès rapides. La médecine seule peut-elle donc impunément rester stationnaire ? il ne faut pas s'abuser là-dessus : si elle ne suit pas l'impulsion générale, elle tombera nécessairement dans la déconsidération la plus complète. On ne s'en laissera pas long-temps imposer par de vaines paroles que tout le monde comprend, et dont la contradiction et la puérilité deviennent de plus en plus sensibles pour les personnes qui savent un peu raisonner. On exigera des faits, des résultats palpables. L'utilité des autres sciences se montre par des signes certains et visibles. Pourquoi n'en serait-il pas de même de la médecine?

Voyez la chirurgie, par exemple : quels progrès étonnants ne fait-elle pas tous les jours ! Ce n'est pas seulement sa théorie qui s'améliore, elle n'est pas une vaine science de mots comme la médecine actuelle : sa pratique même s'éclaire et se manifeste par des résultats qui sautent aux yeux de tout le monde. Du reste, ses succès seraient bien plus nombreux et bien plus éclatants, si elle était secondée convenablement par la médecine, son alliée naturelle. Mais on ne sait pas mieux apprécier l'état maladif interne qui est la suite d'une blessure accidentelle ou d'une opération chirurgicale, que celui qui survient dans toute autre circonstance.

Il n'a donc que trop de fondement le doute qu'on élève dans le monde sur l'utilité de la médecine, et il ne peut que se fortifier de plus en plus tant que les choses iront du train qu'elles vont depuis long-temps.

Il est certain qu'on ne pourra pas échapper à toutes ces conséquences sans sortir du cercle d'idées où l'on est engagé, et autour duquel on tourne en vain depuis des siècles. Il est beaucoup trop vicieux de toutes manières pour conduire à un but désirable. Vous avez beau invoquer l'expérience et l'observation : elles ne font que vous tromper continuellement. Vos sens vous abusent plus que vous ne pensez. Vous n'apercevez que la superficie des choses. Les faits que vous alléguez sans cesse ne sont pour la plupart que des puérilités, que des aperçus les plus incomplets qui ne font qu'éterniser l'erreur et la confusion. Enfin, tous vos efforts sont vains, parce que vous êtes sans connaissance de la vraie physiologie, parce que vous manquez de principes, parce que vous êtes sans boussole et sans guide.

Vous n'écouterez pas ces paroles, et rien cependant n'est plus vrai qu'elles. Vous continuerez à soutenir que tout est bien dans l'état actuel de la science ; que l'on doit se garder des systèmes nouveaux, qu'ils ne peuvent qu'être dangereux et trompeurs. Votre devise est que la meilleure méthode à suivre, c'est de n'en avoir aucune, c'est de marcher dans toutes les directions possibles à la faveur de ce que vous appelez le flambeau de l'expérience, qui ne fait que vous éblouir au lieu de vous éclairer, qui, dirigé comme il l'est, n'est que le soutien de l'igno-rance.

Quel peut être votre espoir de salut au milieu de ce chaos? un seul, le hasard. En effet, qui sait si ce guide aveugle ne vous conduira pas quelque jour dans le chemin de la vérité? Que chacun prenne patience : il ne faudra peut-être pour cela qu'un petit nombre de siècles.

Il est une foule de circonstances qui dénotent l'impuissance de la médecine, en même temps qu'elles concourent à lui faire perdre la considération dont elle devrait jouir dans le monde. Parmi les plus remarquables, on peut compter le triomphe conti-nuel des empiriques, des charlatans de toute espèce. Il prouve bien le peu de cas qu'on fait de la science des médecins et de leurs conseils.

Voyez encore le succès que des hommes de l'art eux-mêmes obtiennent en cherchant à mettre à la portée du public les connaissances qu'ils ont acqui-ses. C'est donc bien peu de chose que cet art, si tout le monde peut l'exercer. Et en effet, on voit souvent les remèdes et les conseils de bonnes femmes guérir tout aussi bien que ceux des médecins les plus savants. Ce serait en vain qu'on voudrait le nier. Cela arrive très-fréquemment, nonobstant la contrariété qu'en éprouvent les médecins qui n'ont jamais connu que des principes trop rétrécis , et par cela même trop peu flexibles.

Sans doute la véritable médecine devra se réduire à une pratique bien simplifiée. Ses moyens seront moins nombreux que ceux de la médecine actuelle, et ils sont déja connus de tout le monde. Mais leur application , pour être plus productive qu'elle n'a été jusqu'ici, aura besoin d'être mieux raisonnée. Les caractères physiologiques et pathologiques d'une affection seront bien plus faciles à apprécier qu'ils n'ont jamais été. Mais c'est précisément pour cela qu'on n'en sentira que mieux la nécessité d'apporter plus d'attention et d'étude dans l'emploi des moyens curatifs, pour déterminer et leur nature et les limites qu'ils doivent recevoir. On reconnaîtra qu'on ne doit pas jouer à l'aveugle et empiriquement avec les ressorts de la vie. Ce sera, à la vérité, sur des données à peu près certaines qu'on pourra apprécier toutes ces circonstances. Mais il n'en sera que plus évident que cette appréciation ne devra être faite que par des hommes qui auront étudié et qui sauront raisonner.

Enfin , cette vraie médecine sera fondée tout entière sur des aperçus d'une haute considération qui la placeront bien au-dessus de la portée du vulgaire. Et si l'on parvient un jour à la connaître à fond, on verra clairement qu'elle ne saurait être exercée *sans médecin*.

Tout concourt à faire tomber la médecine actuelle dans la déconsidération. Non-seulement ce sont des intrus ou d'obscurs initiés qui lui portent des atteintes, mais elle en reçoit encore de la part de quelques médecins les plus instruits, les plus estimables, et qui ont les meilleures intentions.

Autrefois la médecine était la reine des sciences. Les anciens lui avaient élevé des temples. Aujourd'hui on voit des médecins faire tous leurs efforts pour la ravaler au niveau des sciences physiques, chimiques et mécaniques. Il ne dépend même pas d'eux qu'elle soit tout-à-fait fondue dans la chimie.

Il est pourtant vrai que sous un rapport la médecine doit beaucoup à cette dernière science. Les médecins ne connaissant pas la portée des moyens de guérison qu'ils ont eus presque de tout temps à leur pouvoir, des moyens les plus rationnels, les plus physiologiques, il a bien fallu qu'ils suppléassent à ce défaut par des emprunts faits à la chimie. A force de tâtonnements, ils sont parvenus à appliquer bien ou mal un assez grand nombre des produits de cet art. Peut-être même doit-on dire que, sous ce point de vue, les chimistes avec leur creuset et l'alambic ont rendu autant de services à l'art de guérir, que les médecins eux-mêmes avec leurs expériences pratiques, thérapeutiques, mécaniques, physiques, avec leur nécroscopie et leurs vivisections, enfin avec tous les moyens scrutateurs, expérimentateurs, qu'ils mettent tous les jours à contribution.

Mais c'est à cette recherche des médicaments que se bornent les avantages réels que la chimie peut fournir à la médecine. Car tout ce qui se fait de commun entre elles dans un autre sens, est sans doute digne d'exciter vivement la curiosité ; quant à l'utilité, elle est pour le moins douteuse.

On devrait bien surtout perdre l'espoir de parvenir à appliquer les éléments de la chimie à la physiologie. Ce n'est pas à l'aide du creuset et de l'alambic qu'on expliquera jamais les phénomènes de la vie (j'observe que, de nos jours, on est très-fort pour les explications, malgré l'éloignement qu'on feint d'avoir pour les théories et les systèmes). Ce sont les procédés de la nature vivante, ses compositions et ses décompositions qu'il faut étudier et analyser, plutôt que ceux qui se passent dans un laboratoire de chimie.

D'ailleurs, ce travail n'est pas si difficile et si ingrat qu'on croit généralement. Il suffit de la simple observation et du raisonnement. Mais il faut qu'ils soient faits l'un et l'autre avec un esprit libre de toute prévention, et dégagé de toutes les illusions dominantes. Le langage de la nature vivante, de la nature livrée à elle-même, est beaucoup plus éloquent qu'on ne s'imagine. Il n'est pas nécessaire de la tourmenter comme on fait. C'est plutôt le moyen de la rendre muette.

Si, par cette méthode, on arrivait, comme je crois que cela pourrait se faire, à la connaissance des vrais éléments de la vitalité, on verrait la science s'élever bien au-dessus de la chimie, et prendre le rang qui lui appartient parmi les sciences.

Mais au lieu de cela, les efforts d'un grand nombre de médecins tendent à la placer dans une dépendance étroite des sciences accessoires; et dans cette marche, tout ne fait que se rétrécir et s'abaisser, au lieu de s'élever, de s'éclairer, de s'agrandir. Aussi le langage de la médecine n'a-t-il maintenant presque aucune dignité, et il ne faut pas s'étonner s'il y a si peu d'honneur attaché de nos jours à la profession de médecin.

Le fait est que, dans le monde, le médecin n'obtient la plupart du temps qu'une demi-confiance. Ce n'est qu'avec beaucoup de réserve qu'on lui livre le sort d'un malade. Chaque assistant croit en savoir autant que lui, et prétend lui dicter des règles de conduite. Ses ordonnances sont rarement respectées; et si ses malades guérissent, on se garde bien de lui en attribuer l'honneur. C'est le hasard qui a tout fait, ou bien c'est l'heure de la mort qui n'était pas encore venue. Il n'est pas plus savant pour cela, il est seulement plus heureux. Il est constant que c'est un faible moyen aujourd'hui de réussir dans le monde que de guérir ses malades. Cela va ordinairement à celui qui parle le plus, c'est-à-dire qui débite le plus d'absurdités. Quel déplorable état de choses! Heureux, mille fois heureux le temps qui verra régner la vérité dans tout son jour et dans toute sa pureté et sa simplicité!

N'est-ce pas la connaissance de ce peu de considération attachée de nos jours à la profession de médecin, qui fait qu'un grand nombre de ceux qui l'ont embrassée ne peut se borner à la pratique, et qu'on en voit tant se faire littérateurs, auteurs, expérimentateurs, académiciens, etc? Tout cela leur donne un grand poids dans le monde, en impose véritablement beaucoup, et soutient les étais vermoulus de la science actuelle.

Une foule de médecins journalistes exploitent tous les jours les deux parties théorique et pratique de cette science. Ils concourent à qui mieux mieux; et à les voir, on dirait que cette mine est d'une fécondité réelle et inépuisable, qu'elle brille d'un véritable éclat. Il est bien dommage qu'elle ne soit riche que pour eux. Sérieusement parlant, leur zèle serait digne d'une meilleure cause. Ce n'est pas leur faute si les bases de la science dominante sont trop vicieuses pour qu'elle puisse faire des progrès.

Il faut même bien croire qu'ils ne se doutent pas de ces vices, car autrement on pourrait leur faire l'injustice de penser que c'est par une spéculation indigne d'eux qu'ils se montrent grands partisans de l'immobilité ; on pourrait dire que cet état de confusion et d'obscurité qui domine leur convient mieux que ne ferait une science où tout serait simple, uniforme, clair et précis, où les questions les plus embarrassantes seraient résolues, et les discussions les plus vives arrêtées, conciliées. Ils sont bien persuadés au contraire, ils savent de reste et par anticipation qu'il ne sera jamais possible de trouver de meilleurs principes que ceux qu'ils professent eux-mêmes. Ils soutiennent de bonne foi qu'on ne peut que s'égarer en sortant des limites qu'ils se sont prescrites, et qu'il n'y a rien de mieux à faire que de continuer à observer et à expérimenter, comme on observe et expérimente chaque jour. Ce serait à leurs yeux avoir perdu le jugement, que de prétendre que c'est précisément cette méthode qui contribue le plus à éloigner du chemin de la vérité. Ainsi il ne faut pas s'étonner si ces messieurs condamnent les systèmes nouveaux, même sans les connaître. Ils croiraient perdre leur temps et leur peine de s'en occuper sérieusement.

Il faut avouer cependant qu'elles sont bien belles
et bien expressives la plupart des observations dont
les journalistes médecins remplissent leurs pages; et
il est bien fâcheux que la manière dont elles sont
présentées et envisagées ne puisse leur donner aucune valeur, ne leur faire porter aucun fruit. Autant en emporte le vent. Tant qu'ils ne changeront
pas de ton, les échos de la science seraient cent
fois plus nombreux qu'ils ne sont, qu'ils ne la fe-
raient pas avancer d'une ligne; je crois même que
le contraire aurait lieu.

J'éprouve un sentiment pénible à reconnaître et
à dire que les sociétés et les académies qui se sont
formées dans le but avoué de favoriser les progrès
de l'art de guérir, montrent, aussi elles, un esprit très-
prononcé de prévention et d'hostilité contre tout ce
qui menace de sortir du cercle ordinaire de leurs
idées. Je conçois bien qu'elles doivent avoir un faible
pour celles sous l'influence desquelles elles se sont
établies, et dont elles se sont nourries jusqu'à présent. C'est un sentiment si naturel et dont on se dé-
fait avec tant de peine! C'est fâcheux pour elles,
sans doute; mais il faudra bien qu'elles apprennent
tôt ou tard qu'elles n'ont pas solidement fermé la
barrière après elles. Il n'est rien moins qu'inexpug-
nable le retranchement derrière lequel elles se
placent, l'expérience et l'observation. Il n'est pour

elles qu'un abri trompeur qui les laissera tôt ou tard à découvert; car il n'a pour appuis que l'illusion et l'erreur. Que la lumière soit faite, et il croulera presque de fond en comble.

Je souhaiterais qu'elles n'aient jamais à se repentir de leur sécurité réelle ou apparente, et de leur résistance à l'innovation; mais je dois dire que j'ai de fortes raisons de croire qu'il en sera autrement. Car je suis bien persuadé surtout que l'intérêt de l'humanité est le sentiment qui les domine le plus, et qu'elles seraient désagréablement surprises, si elles venaient à s'apercevoir un jour que leur conduite a pu porter obstacle à la propagation de vérités importantes, de vérités qui éclairent la pratique même de l'art. C'est plus sérieux qu'elles ne pensent peut-être. Il serait à désirer qu'elles voulussent y réfléchir mûrement. L'humanité est vivement intéressée à cette lutte. Pour mon compte, je ne crains pas de soutenir que ses intérêts sont fortement compromis par les principes dominants, et qu'elle ne peut que gagner à un changement. Il y a déja longtemps que je pense ainsi; il y a des années que je l'ai déclaré positivement.

Il vient cependant de se passer, dans le sein d'une académie, un événement mémorable qui prouve qu'on se relâche un peu de cet amour exclusif pour les documents palpables, pour les choses qui ne se démontrent que par les sens. Voilà qu'on admet l'existence d'un principe invisible, dit fluide magnétique, et qu'on raisonne sur lui à perte de vue.

Je crois qu'il y a beaucoup d'illusions, beaucoup de choses de trop dans toute cette science. Mais c'est toujours une chose heureuse qu'on veuille s'y arrêter. Maintenant, qu'elle soit fondée oui ou non, on ne sera plus en droit de rejeter *à priori* une opinion qui repose sur l'existence d'un principe unique de vitalité pour toutes nos parties, pour tous les phénomènes de la vie, qui ne se voit, ni ne se touche, et ne se juge que par ses effets et le raisonnement.

Cette opinion, comme on peut savoir, est celle que je professe moi-même. Ce ne sont pas les phénomènes magnétiques qui m'ont fait reconnaître cet agent général ; car je ne me suis jamais occupé d'eux. Mais il s'en faut que son action soit bornée à ces phénomènes; il n'est pas un seul acte de la vie qui n'atteste sa présence.

Du reste, je crois que tout ce que les magnétiseurs débitent sur la manière de se comporter de ce principe, tant au-dehors qu'au-dedans du corps, est sans fondement, et que tout ce qu'il y a de vrai dans cette science se rapporte aux caractères et à la manière d'être des appareils nerveux. Ces organes sont les principaux dépositaires du principe vital;

et si l'on veut se donner la peine d'étudier leurs attributs qu'on ignore presque entièrement, on aura la solution non-seulement d'un grand nombre de phénomènes magnétiques, mais encore de beaucoup d'autres peu connus jusque-là. Je crois les avoir caractérisés en grande partie dans mon Traité de physiologie pathologique, et je n'en parlerai pas davantage ici.

Ainsi, ceux qui admettent le principe magnétique sont fondés sur ce point, mais ils se trompent sur sa manière d'agir dans les phénomènes magnétiques. Son influence, dans ces cas, est toute nerveuse, c'est-à-dire qu'elle s'exerce toute dans les nerfs et par les nerfs.

Ceux, au contraire, qui rejettent le principe moteur et qui ne voient que l'influence nerveuse, s'abusent dans un sens inverse des premiers. Ils ont tort de nier l'existence du principe, parce que c'est lui qui fait la base et le mobile non-seulement de l'action nerveuse, mais encore de toutes les autres fonctions vitales. Il existe hors des nerfs comme dans les nerfs, il est même au-dehors du corps, et c'est du dehors qu'il provient. Seulement, il n'y pénètre pas, il ne circule pas de la manière que pensent les magnétiseurs. Hors des limites des nerfs, dans l'intérieur desquels il paraît être isolé, il se trouve toujours associé aux molécules matérielles de l'organisation. Il les accompagne partout , il circule avec elles, il entre et sort avec elles. C'est là , du moins, ce qui me paraît être le vrai. J'ai bien quelques données sur la nature même de cet agent général, mais je ne crois pas devoir les faire connaître encore.

D'un autre côté, ceux qui rejettent le principe moteur général, ou fluide magnétique comme on voudra l'appeler, ont raison de soutenir que les phénomènes magnétiques sont l'ouvrage des nerfs. Comment ne voit-on pas que presque tous les phénomènes vitaux sont sous l'influence de ces organes? Combien on est loin de connaître tout le degré d'importance qu'ils ont dans la vie! C'est sur eux que tout repose ; et ce qu'on a coutume de leur attribuer n'est pas la centième partie de ce qui leur appartient. Pauvre, mille fois pauvre physiologie que la physiologie dominante! Quelle pitié, par exemple, que cette distinction qu'on fait, en pathologie, entre ce qu'on appelle des phénomènes inflammatoires et des affections nerveuses! Quand aura-t-on franchi l'immense distance qui sépare cette manière de voir de la vérité?

Quoi qu'il en soit, on voit que d'après la manière dont j'envisage le magnétisme, il serait possible de concilier les différentes opinions sur ce point, comme je crois qu'on peut le faire sur bien d'autres.

Examinons maintenant si cet état d'irritation et de défiance hostile qu'on voit porté à un si haut degré parmi les médecins, et qui est si contraire aux intérêts de la science et de l'humanité, n'a pas d'autres causes que celles qui ont leur source dans l'attachement qu'on a ordinairement pour sa première opinion, dans les préjugés enracinés, et, il faut bien le dire, dans l'intérêt personnel et l'amour-propre blessés. Des fautes ne doivent-elles pas être attribuées aussi à ceux qui annoncent des idées nouvelles? ces idées sont-elles réellement mieux fondées et plus avantageuses que les anciennes?

Ces questions me conduisent naturellement à l'examen de la doctrine de M. Broussais, novateur qui le premier a fait une levée de boucliers et qui s'est acquis une grande réputation ; le seul d'ailleurs dont on semble s'occuper presque exclusivement, et, par conséquent, le seul sur qui devraient retomber tous les reproches, s'il en existait de fondés. Je ne parlerai pas de quelques autres doctrines qui ont paru, parce que je ne les connais pas encore. Je ne m'occuperai, dans tout le cours de ce travail, de celle que j'ai publiée moi-même que d'une manière incidentelle ; et cela pour plusieurs raisons. D'abord, ce que je voudrais dire en sa faveur pourrait paraître suspect, et j'ai beau l'examiner sous toutes ses faces, je ne peux y voir que le vrai et l'utile. Ensuite il

ne paraît pas qu'on s'en soit encore occupé fortement. Enfin, je ne me suis pas aperçu qu'on lui ait
adressé jusqu'ici d'autre reproche que celui de n'être
nullement en harmonie avec les idées dominantes,
et par cela même peu facile à comprendre.

Je passe condamnation sur la première partie de
ce reproche, j'avoue qu'elle n'est que trop fondée
dans un sens. Mais, pour la seconde, on verrait
bien qu'elle n'est pas fondée, si l'on pouvait se ré-
soudre à perdre de vue pour quelques instants les illusions dont on est imbu. Je dirai même, en passant,
que je présume très-fort que, si l'on était parvenu à
l'apprécier, on se garderait bien de revenir à ses
premières idées.

Ainsi, il ne sera question ici d'une manière spé-
ciale que de la doctrine de M. Broussais; et je
prends l'engagement de ne pas dissimuler le bien
et le mal que j'en pense. D'ailleurs je ne la jugerai
qu'au fond et non dans la forme. Je ne sais que trop
par moi-même que dans des questions de ce genre,
il n'est pas toujours possible de mesurer ses expressions. Il est difficile de porter de grands coups avec
des paroles de paix. C'est plutôt un malheur qu'un
tort. Il n'est pas non plus aussi facile qu'on pense
de séparer les personnes des choses. Tout cela dépend de la position des adversaires qu'on a à combattre. On ne peut pas s'empêcher de frapper di-

rectement sur ceux qui sont aux premiers rangs. Moi-même, j'ai pu jusqu'ici me dispenser de nommer personne, en parlant des anciens principes. J'ai attaqué en masse. Mais M. Broussais se présente avec des marques trop distinctives pour éviter d'être attaqué de front. Il occupe d'ailleurs un rang très-avancé. C'est un géant armé de pied en cap. Lui seul, comme dit un poète célèbre, vaut une armée. Après tout, les questions de personnes ne sont pas ce qu'il y a de plus important dans tout ceci. L'essentiel est qu'au travers de cette lutte il se dise des choses qui puissent tourner au profit de la vérité et de l'humanité. Au résumé, n'est-ce pas là ce que nous devons tous désirer et ce que nous désirons réellement?

Comme on n'a pas encore connu la valeur des principes que j'ai publiés, je présume que bien des personnes penseront encore que c'est témérité de ma part d'oser me mesurer avec un adversaire aussi redoutable que M. Broussais. Lui-même tâchera de se le persuader, ou plutôt d'en persuader le public, ainsi qu'il l'a déja fait. A cet égard, on peut croire tout ce qu'on voudra, d'autant mieux que j'ai peu d'espoir de parvenir à me faire comprendre.

Vraiment, je ne sais bien que trop que nos armes sont loin d'être égales sur tous les points. Les circonstances lui ont été et lui sont encore bien plus

favorables qu'à moi. Elles me sont même tellement
contraires que je ne peux que désespérer de me faire
entendre en ce moment, et que je ne fonde réellement quelque espoir que sur la suite des temps. La
justice de ma cause est grande sans doute : mais,
aujourd'hui surtout, il faut tant d'appuis étrangers
pour faire prévaloir le bon droit! M. Broussais a
donc raison de ne concevoir aucun ombrage à l'é-
gard de mes vues. Il est assuré de jouir long-temps
encore des avantages de sa position et de sa haute
renommée. Je n'en suis certainement pas jaloux dans
mes intérêts personnels; mais j'avoue que je ne peux
m'empêcher de l'être dans ceux de l'humanité, à qui
il importe beaucoup que la vérité triomphe plus tôt
que plus tard. Il est évident que les préoccupations
et les illusions dont la doctrine de ce célèbre auteur a rempli les esprits seront un grand obstacle
à la reconnaissance des vrais principes.

Les idées qu'il professe, n'étant nouvelles que
dans quelques points, ne s'éloignant que très-peu
du cercle des idées ordinaires, il ne lui a pas été
difficile de vaincre en partie la résistance qu'on lui
a opposée. Mais il n'en est pas de même des miennes,
puisqu'elles exigeraient un renversement presque total et un changement des bases mêmes de la science.
Il est à croire que ni M. Broussais ni ses antagonistes ne seront disposés à faire des sacrifices aussi

étendus que ceux que je croirais nécessaire de leur imposer.

La faveur ne poursuit pas, il est vrai, M. Broussais; mais sa place au Val-de-Grace lui donne beaucoup de facilités et beaucoup d'importance. Là, il peut au moins se servir des mêmes armes que ses adversaires. Il peut mettre à contribution les vivants et les morts. Car l'on sait que dans l'état actuel de cette lutte, les morts mêmes, gens très-accommodants, sont très-utiles aux deux partis. Chacun les fait parler dans les intérêts de sa cause. Enfin, ce sont les morts qui font la plus grande partie des frais de cette science, dite toute de faits. Il est vrai qu'il en est bien à peu près de même des vivants, et les documents qu'on en retire servent bien également à appuyer toutes les opinions, et souvent les opinions les plus contradictoires; et cependant chacun publie de son côté qu'il n'y a que les faits qui ne soient pas trompeurs. Mais est-il un seul point de la science dominante qui ne soit pas une source d'illusions, qui ne soit pas soumis à l'erreur? on n'y voit aucune vérité complète ou incontestable, pas même parmi les aperçus qui frappent le plus nos sens.

Mais je reviens à M. Broussais et aux avantages de sa position. Que lui manque-t-il pour faire prévaloir ses principes? n'a-t-il pas sous sa direction de vastes salles de malades presque tous à la fleur de l'âge et de la plus belle constitution, atteints sans doute la plupart de maladies aiguës, qui enfin lui sont presque toujours présentés au moment de l'invasion de leur mal? Si sa doctrine renfermait des règles de traitement aussi sûres qu'il le prétend, ses succès pratiques ne devraient-ils pas éclater aux yeux de tout le monde et convaincre les plus incrédules? Car, après tout, ce sont des succès de ce genre qui sont ou doivent être le meilleur signe de l'excellence d'une doctrine. En cela comme en toute autre chose, c'est la fin qui doit couronner l'œuvre. Les meilleurs principes seront toujours ceux qui guériront le mieux.

S'il était vrai que ceux de M. Broussais fussent les meilleurs possibles, il faudrait en tirer une conséquence des plus affligeantes pour l'humanité : on devrait désespérer de voir jamais porter la puissance de la médecine à un point désirable. Car, je le demande, celui auquel elle est arrêtée à la suite des efforts de M. Broussais a-t-il vraiment ce caractère?

Une des raisons qui empêchent qu'on fasse beaucoup d'attention à la doctrine que j'ai publiée moi-même, c'est qu'on semble croire qu'elle a peu de rapports avec la pratique même de l'art. Mais il me serait bien facile de prouver le contraire, et je serais bien rassuré sur le sort de mes propres idées, si j'avais à exploiter un champ comme celui que

M. Broussais exploite; il me semble que sur un sem-
blable terrain, je serais mille fois plus fort que je
ne suis. Ce serait bien alors que je ne craindrais pas
l'opposition et que j'aurais plutôt du plaisir à la
provoquer.

Mais combien je suis loin de là! je n'ai à peu
près pour moi que ma plume, c'est-à-dire l'arme la
plus faible qu'on puisse mettre en usage dans une
pareille lutte : aujourd'hui surtout où l'on affiche un
amour si susceptible pour les documents de pure
pratique, par la raison sans doute qu'on sait moins
bien que jamais apprécier leur valeur. Les choses
qu'on ne voit que dans l'ombre, ont souvent plus d'at-
traits que celles qui se montrent au grand jour.

Connaissant donc tout le peu d'influence qu'on
peut exercer aujourd'hui avec le raisonnement et
la plume; m'apercevant même que ces deux armes
ne font que tourner à mon désavantage personnel;
voyant qu'elles m'exposent ou plutôt qu'elles me for-
cent à dire bien des choses que je voudrais de tout
mon cœur pouvoir taire, l'habitude de l'éclat et de la
violence n'étant nullement dans mon caractère, je
m'étais bien promis depuis quelque temps de ne
plus écrire, et d'attendre que quelques circonstances
m'eussent mis en possession de moyens de persua-
sion plus puissants. Je m'étais même permis de for-
mer quelques espérances à cet égard. Mais je n'a-

vais pas encore conçu jusqu'à quel point on porte la prévention contre ceux qui annoncent des vues nouvelles. Je ne savais pas qu'ils dussent être repoussés comme des hommes nécessairement dangereux. Je devais mieux que personne me faire illusion sur ce point. Je ne pouvais me méprendre sur l'importance réelle des principes nouveaux que j'ai annoncés; tant, même dès le premier abord, m'ont paru nombreux, puissants et palpables les motifs qui m'y ont fait croire. Tout m'a semblé en leur faveur, le raisonnement et l'expérience; et il y a long-temps que j'aurais pu défier qu'on me montrât rien qui leur fût contraire. J'ai avancé et je soutiens qu'ils sont mille fois plus favorables pour la pratique de la médecine que les principes régnants.

Je m'y suis pris de toutes les manières pour obtenir une salle de malades, et pour me mettre ainsi à même de me faire comprendre par des faits pratiques. J'ai souffert toutes sortes d'humiliations et de désagréments dans l'intérêt d'une cause qui me paraît être incontestablement celle de l'humanité. Tous mes efforts ont été inutiles.

Mais maintenant que je vois bien qu'il faut que je renonce à cet espoir et que je ne sais plus quel autre moyen employer pour la défense de ce que je crois être la vérité, aussi bien que je crois que deux et deux font quatre, il faut bien que je revienne à ma plume, au risque de la voir encore se tourner contre moi. Puis-je rester plus long-temps témoin passif de l'empire éternisé de l'erreur, tandis que je conçois la possibilité de le combattre? Puis-je envisager avec calme le triomphe exalté de la mort, tandis que je suis persuadé qu'il existe des moyens de le restreindre, de le rabaisser, et que je crois les connaître? Je ne le devrais pas, quand même toutes mes conceptions ne seraient que des illusions. Mes coups seront faibles, peut-être même impuissants. Mais, au moins, j'aurai l'assurance d'avoir fait tout ce que je pouvais faire.

Après cela, si l'on persiste à préférer les ténèbres et la mort à la lumière et à la vie, je m'en lave les mains. La société pourra au moins savoir qu'il existe d'autres principes que ceux qu'elle blâme tous les jours; et j'ose espérer qu'elle voudra bien suspendre son jugement à leur égard, jusqu'au moment où elle aura été mise à même de connaître leur valeur, leurs résultats. Si, d'ailleurs, ce moment tarde long-temps à venir, la faute en sera principalement aux préjugés enracinés dont elle-même est imbue.

Mais revenons à **M.** Broussais. Je m'empresse de reconnaître qu'il a des droits acquis et mérités à la reconnaissance publique. Sous le rapport des résultats pratiques, sa doctrine a un mérite réel et incontestable, que je vais tâcher d'estimer à sa juste valeur.

Quoique très-superficiels, ses principes reposent sur une partie de la vérité, et ils l'ont conduit à distinguer celui des moyens curatifs qui est généralement le plus approprié à la nature du mal et à celle des éléments de la vitalité. Je veux parler des émissions sanguines, indépendamment de la manière de les pratiquer.

Jusque-là, aucun physiologiste, y compris M. Broussais, n'a envisagé cette médication sous son véritable point de vue physiologique. L'instinct d'un animal l'a fait inventer. Quelques inductions, des connaissances anatomiques et une très-imparfaite théorie sur ce qu'on appelle en pathologie l'état inflammatoire, lui ont fait acquérir quelques développements. Enfin, c'est en étendant cette théorie plus qu'on n'avait coutume de faire avant lui, sans toutefois l'améliorer, que M. Broussais a donné à ce moyen toute l'extension qu'on connaît généralement.

Du reste, on se borne toujours à des explications purement mécaniques. C'est un simple dégorgement des vaisseaux ou local ou général; c'est une déplétion, une spoliation, une dérivation. Enfin, on ne voit jamais qu'une gêne, un embarras matériel et mécanique de la circulation sanguine.

Il y a bien loin de là à la connaissance des rapports physiologiques de la saignée, du véritable rôle que le sang joue dans le mécanisme de la vie, soit pendant la santé, soit pendant la maladie. Non-seulement on ignore tout ceci, mais encore on paraît persuadé qu'il est impossible d'aller plus loin que le but auquel on est parvenu.

Il est vrai que ce point de physiologie est entouré de tant d'erreurs et d'illusions, qu'il doit nécessairement paraître profondément obscurci. Quel énorme déblai il y aurait à faire pour réussir à l'éclairer ! Pourrait-on, par exemple, faire disparaître toutes les causes qui s'opposent à la reconnaissance de l'agent général de vitalité, et celles non moins nombreuses qui masquent l'action des nerfs ? Je ne pense pas que cela puisse se faire de sitôt ; et c'est bien fâcheux, car, si l'on était arrivé jusque-là, on parviendrait sans doute à approfondir la vérité dans presque tout son jour. On reconnaîtrait facilement la liaison qui existe entre cet agent dont je viens de parler et le sang et les nerfs. On verrait particulière-ment toute l'étendue du jeu de ces trois principaux éléments de la vitalité dans l'état de maladie, et l'on apprécierait tout le degré d'influence des sai-gnées sur ce jeu. Cela paraîtrait même si clair et si simple, que celui qui n'aurait jamais entendu par-ler de ce moyen curatif en sentirait la nécessité. Il y a plus, c'est qu'on parviendrait à en apprécier toute la portée, à connaître toutes les limites qu'il comporte ; et les malades n'auraient plus également à craindre ou la timidité ou la hardiesse qui ont de tout temps et alternativement présidé à son emploi.

M. Broussais me permettra de dire que sa doctrine est à une immense distance de toutes ces choses : elle est à mille lieues de faire connaître tout le parti qu'on peut retirer des saignées.

Céleste vérité, viens éclairer tous les yeux sur ce point le plus important de notre art ; ouvre les trésors de cette source féconde ; éloigne les vains préjugés, enfants de l'ignorance, qui l'encombrent et l'obstruent : et l'humanité sera soulagée. On verra moins souvent de tendres orphelins pleurer leur père ; le nouvel époux vêtir le deuil de sa jeune épouse ; le savant, l'orateur, arrêtés au milieu de leur noble carrière. Le bien-aimé des peuples régnera long-temps sur la terre. Alors aussi la médecine sera en honneur ; elle commandera la confiance et la vénération.

Sous le rapport des résultats pratiques, comme sous celui des principes, la doctrine de M. Broussais est extrêmement étroite et vicieuse. Je n'ai pas l'intention de faire ressortir ici tous ses défauts, car cela m'entraînerait à la discussion des principes que j'ai publiés moi-même, et je veux me borner ici à des aperçus généraux. Mais je me fais un devoir et un plaisir de reconnaître qu'il s'en faut que tout soit à blâmer dans cette doctrine, et qu'il y a véritablement de bonnes choses.

La base de son traitement est vraie; et dans les cas les plus ordinaires, dans tous ceux où le degré d'intensité n'est pas très-élevé, il doit réussir parfaitement et réussit, en effet, mieux que les anciennes méthodes. Il prévient aussi bien plus souvent les fâcheuses complications; et il faut convenir qu'on voit maintenant moins de maladies graves qu'on n'en voyait avant cette doctrine. C'est une vérité qu'on ne peut méconnaître sans injustice ou sans une aveugle passion.

Il est certain que pour la plupart des cas de maladie, pour les plus ordinaires, les erreurs ou les illusions de M. Broussais ne tirent pas à conséquence. Ainsi, qu'importe que la saignée soit faite ici par les sangsues ou par la lancette? qu'importe qu'elle soit pratiquée sur l'épigastre ou sur toute autre partie du corps? C'est toujours une évacuation qui se fait aux dépens du réservoir général de la circulation, et qui tend à diminuer l'érétisme nerveux, base de presque tous les cas de maladies.

M. Broussais ou ses partisans emploient ce moyen beaucoup plus souvent qu'il ne serait nécessaire. Il est une foule de cas qui guériraient parfaitement seulement à l'aide de la diète, des boissons délayantes, à la faveur de la médecine expectante. Mais comme la saignée a l'avantage d'être dans ces cas d'une innocuité parfaite, l'inconvénient que je signale ici n'est presque d'aucune importance. Ce serait peut-être même le cas de dire que ce qui abonde ne nuit pas.

Du reste, les cas ordinaires de maladies, ceux qui ont peu d'intensité, sont beaucoup plus nombreux qu'on ne pense; par la même raison, les cas graves sont plus rares. Combien de variétés maladives n'ont qu'une gravité apparente! Ni M. Broussais ni ses prédécesseurs n'ont connu, que je sache, aucun moyen certain pour mesurer le degré d'intensité d'un état maladif : l'on s'en laisse très-fréquemment imposer par un appareil de symptômes illusoires; et l'on se fait un fantôme de l'affection la moins intense.

C'est surtout dans les variétés aiguës qu'on commet cette erreur. Il ne faut souvent qu'un très-léger dérangement dans l'équilibre des principaux éléments de la vitalité, pour plonger toute l'organisation dans le trouble et l'agitation. Quand on connaîtra à fond ces éléments et leur manière d'agir sur les organes, on apercevra cette vérité dans tout son jour; on sentira tout ce qu'il peut y avoir de vicieux à ne considérer, dans les maladies, que le trouble de ces derniers, à ne voir que ce qui se passe extérieurement.

On verra, entre autres choses, dans cette méthode

d'explorer superficiellement, la source d'une foule d'illusions qu'on se fait tous les jours sur l'opportunité et le résultat des moyens qu'on emploie. Leur variété infinie et leurs succès divers ne prouveront qu'une chose, c'est que le mal est au fond très-fréquemment moins grand qu'il ne paraît à l'extérieur, qu'il ne se montre à la vue. On pourra se borner bien plus souvent à la seule médecine expectante, ou à l'emploi de moyens peu actifs.

Que de discussions inutiles, que de faux raisonnements la vérité ferait disparaître sur tous les points de la science ! Celui-ci serait particulièrement facile à éclaircir, si, joint à ce que je viens de dire, on pouvait ou voulait voir que la plupart des moyens vantés ne sont pas si différents les uns des autres que cela paraît, et qu'il y a au contraire beaucoup de rapports dans leur manière d'agir sur les éléments de la vitalité. Mais tout cela ne sera connu que lorsque ces éléments le seront eux-mêmes, c'est-à-dire lorsqu'on voudra les étudier et sortir des sentiers tortueux et écartés où l'on est engagé depuis long-temps.

M. Broussais tombe plus souvent que tout autre dans l'espèce d'erreur que je signale ici. Il est trop porté à voir des cas graves là où il n'y a qu'un faible dérangement de la vitalité générale. Aussi prend-il souvent des succès de peu d'importance pour des victoires éclatantes. Ce qui prouve bien qu'il n'obtient des succès bien marqués et bien soutenus que dans des cas ordinaires, dans ceux où l'on guérissait fréquemment avant lui, c'est que, comme je l'ai déja dit au commencement de ce travail, le nombre des morts ne paraît pas avoir diminué sensiblement depuis l'apparition de sa doctrine, et qu'on ignore même si cette diminution a lieu dans ses propres salles de malades. Peut-on s'en rapporter à ces publications fastueuses qu'il fait faire par quelques-uns de ses malades de haut parage?

Quoi qu'il en soit, la méthode de traitement adoptée par ce médecin offre pour les cas ordinaires beaucoup plus d'avantages et moins d'inconvénients que les anciennes méthodes. On pourrait la combattre sous le rapport des vues, des principes sur lesquels l'auteur la fonde, mais non sous celui de ses résultats. Cédant moi-même à l'empire de la mode, je l'emploie quelquefois. Je vais même jusqu'à ordonner les sangsues sur l'épigastre, tant j'attache peu d'importance au choix de ce siége. Je les applique d'ailleurs partout où je peux, et où cela plaît le plus aux malades.

C'est là, probablement, ce qui me vaut l'honneur d'être appelé Brousséien par bien des personnes; honneur sans doute très-grand, et auquel je suis sensible autant que je dois l'être.

Jusque-là, je ne vois donc rien qui justifie les préventions dont la doctrine de M. Broussais est l'objet. On y trouverait, au contraire, beaucoup de raisons qui devraient retenir ceux qui proclament comme dangereuses des idées, par cela seul qu'elles sont nouvelles. Ce langage fait pitié; mais il produira son fruit, il aura les conséquences les plus déplorables.

J'avoue que je me serais condamné à un éternel silence, si cette méthode était d'une aussi heureuse application aux cas qui offrent une véritable gravité, qu'elle l'est pour ceux qui n'ont que peu ou point ce caractère. On sent qu'il ne se fût plus agi que de pure théorie, de questions de principes; et qui ne sait pas que lorsqu'on a le succès pour soi, on peut faire triompher tels principes qu'on veut? C'eût été perdre tout-à-fait gratuitement mon temps et ma peine.

Mais il s'en faut beaucoup qu'il en soit ainsi. Envisagée sous ce point de vue, cette méthode n'autorise que trop les préventions et le langage de ses adversaires. Elle est bien faite pour nuire à ceux qui viendront après son auteur dans la carrière de l'innovation. Il est même douteux si les avantages que j'ai signalés plus haut peuvent compenser les inconvénients qui se présentent ici.

La base de cette méthode de traitement est, pour

les cas graves, la même que pour les cas ordinaires : elle repose sur les émissions sanguines, sur l'emploi des moyens dits antiphlogistiques. Jusque-là c'est très-bien, et l'auteur a le mérite d'avoir senti la nécessité de généraliser cet emploi beaucoup plus qu'on ne le faisait avant lui. Le mal ayant presque toujours la même base et ne différant que par sa forme et son degré d'intensité, le principal moyen curatif, celui qui est le plus approprié au mécanisme pathologique, doit aussi, avec de justes limites, faire le fondement de toute bonne médication. Si, dans les cas ordinaires, on peut souvent se dispenser d'avoir recours aux émissions sanguines, il n'en est pas de même pour les cas graves. Sans elles, on ne peut faire qu'une pitoyable médecine.

Pauvres malades, combien vous abusent ceux qui cherchent à vous prévenir contre ce remède ! Ce conseil qui vous plaît, qui vous flatte, est tout ce qu'il y a de plus pernicieux pour vous. Pour éviter une faiblesse momentanée qui, lorsqu'elle est bien dirigée, lorsqu'elle n'est pas amenée trop brusquement, est toute à votre avantage et même indispensable à votre guérison, vous vous exposez à une mort certaine, ou à des tourments, à des souffrances sans fin.

Il est vrai que les aperçus qui ont conduit M. Broussais à généraliser l'emploi des émissions sanguines, sont des indices de peu de valeur qui lui font commettre bien des fautes. Mais il est rarement donné au même homme de tout apercevoir.

Les vices de cette méthode sont ici beaucoup plus graves que lorsqu'il s'agit d'une variété maladive de peu d'importance. Du reste, ce sont les vices de la doctrine qui ont amené ceux de la méthode. Si M. Broussais emploie les sangsues de préférence à la lancette, c'est qu'il ne voit que des lésions matérielles et locales ; c'est qu'il ne voit, comme ses adversaires, que le jeu de la matière palpable, que le jeu de l'organisation, et que ses regards sont encore bien loin de se porter sur celui des éléments mêmes de la vitalité. Je ne discuterai pas ici ces différents points; cela m'entraînerait plus loin que je n'ai intention d'aller. Mais j'observe que cette doctrine justifie bien peu son titre de physiologique qu'on lui attribue. A peine si elle mérite celui de pathologique ; car elle ne s'accorde guère mieux avec le véritable mécanisme de l'état de maladie qu'avec celui de l'état de santé. Il est sûr que les efforts de M. Broussais sont très-peu propres à donner une bonne idée de l'alliance de la physiologie à la pathologie ; et je ne suis pas surpris qu'il y ait encore tant de personnes qui tournent en dérision la médecine physiologique. Ces personnes-là veulent qu'on s'occupe exclusivement, en médecine, de l'homme malade ou mort, et prétendent que la na-

ture a tracé entre les deux états de santé et de maladie une séparation tellement tranchée qu'il n'y a
aucun rapport entre eux. Ce raisonnement est sans
contredit fondé sur un bon motif: c'est qu'on n'est
pas encore parvenu à leur prouver le contraire.
Si elles ne veulent pas entendre parler de principes
physiologico-pathologiques, c'est qu'on ne les a pas
encore atteints : on n'en veut pas, parce qu'on ne
peut pas y arriver. C'est vraiment la fable du renard
et des raisins. On les voudra bien quand on les connaîtra; et si l'on pouvait prendre la peine de les apprécier dès à présent, je ne sais trop ce qui étonnerait
le plus de leur évidence et de leur utilité, ou bien
de l'énorme distance à laquelle on est toujours resté
d'eux. Mais, avant que ce moment soit arrivé, il
faut qu'il s'opère dans les esprits une autre révo-
lution que celle qu'a voulu faire M. Broussais.

Quoi qu'il en soit, les résultats de la méthode de
traitement de cet auteur sont bien rarement plus
heureux que ceux des anciennes dans les cas graves;
et bien souvent ils le sont moins.

Elle a fait abandonner trop généralement le meilleur moyen de guérison qu'il y ait, la saignée par
la lancette. A la vérité, on n'a encore jamais su
apprécier toute la portée de ce moyen, le mesurer
au degré d'intensité du mal, et l'adapter aux modifications diverses de la vitalité. On est toujours par-

tagé entre la crainte d'aller trop loin et celle de s'arrêter trop tôt; et, en effet, la plupart du temps, l'on s'arrête au moment même où il serait le plus opportun de continuer et après lequel il n'est plus temps de recommencer. Combien de fois j'ai eu la douleur de voir, comme témoin passif, perdre ainsi l'occasion favorable! Voilà donc pourquoi on n'a jamais obtenu de grands avantages de la saignée de bras. Mais il n'est pas moins vrai qu'il était évident aux yeux de tous les médecins, avant l'apparition de la doctrine de M. Broussais, comme il l'est encore aux yeux d'un certain nombre, que cette médication était bien préférable, bien plus rationnelle dans les cas graves que l'application des sangsues.

Il paraît, du reste, que cette application se fait de deux manières dans les cas graves en apparence ou en réalité. Ou bien elle ne se compose que d'un petit nombre de sangsues, dix, quinze ou vingt, et se répète un plus ou moins grand nombre de fois, suivant les cas ou plutôt suivant l'idée du médecin. Cela réussit parfaitement, si le mal n'a que l'apparence de gravité ; il est vrai que l'on réussirait tout aussi bien et plus agréablement pour le malade par une ou deux saignées. Mais, si le mal a réellement beaucoup d'intensité, si le trouble est profond et violent, ces puériles applications ne sont pas plus capables d'arrêter ses progrès que ne ferait un verre d'eau chaude.

D'autres fois, M. Broussais, voulant faire une médecine plus active, une médecine perturbatrice, comme il l'appelle, croyant enfin couper le mal à son origine, fait en un seul temps couvrir le malade de sangsues. C'est ordinairement le bas-ventre qui est le siége de l'attaque, parce que c'est sur quelques points de l'intérieur de cette cavité que M. Broussais croit qu'est limité le plus souvent le siége principal du mal.

Cette médication offre, à mon avis, les plus grands inconvénients. Elle risque d'épuiser trop profondément le principe de vie, le principe de la sensibilité et du mouvement, et, par conséquent, elle peut empêcher la réaction salutaire qui termine presque toutes les maladies, réaction qui est surtout si facile à voir dans les variétés aiguës.

Ce n'est pas l'épuisement matériel du sang qui est à craindre, comme on le dit, comme on le croit généralement. Le renouvellement de ce fluide est toujours assuré, tant qu'il reste un certain degré d'action aux principaux organes de la sensibilité ; il y a toujours assez de sang, tant que l'action nerveuse conserve assez de force. C'est donc de cette action qu'il faut s'occuper, et non de ce fluide.

Ce n'est pas d'ailleurs une chose si difficile qu'on veut bien croire, que de savoir mesurer les divers degrés de force de l'action nerveuse ; j'en ai indiqué la manière dans un autre ouvrage. Je ne sais qu'y faire, si, malgré tout ce que j'ai pu dire sur l'évidence du jeu des nerfs, on continue à rester dans l'aveuglement, si l'on persiste à soutenir qu'il n'est pas possible de le connaître mieux qu'on l'a connu jusque-là. On n'a qu'à sortir des ornières où l'on est jusqu'aux deux yeux, et l'on verra bien ensuite.

Outre l'inconvénient très-grave que je viens de reconnaître à la méthode de M. Broussais, elle en présente un autre qui est plus constant et peut-être non moins grand. Elle n'est nullement accommodée au jeu des principaux ressorts de la vie, qui, une fois qu'ils sont sortis de leur équilibre ordinaire, ne peuvent y rentrer brusquement. Ce n'est que peu à peu qu'ils reprennent leur état naturel ; et ils y rentrent même souvent bien plus facilement, lorsque leur ébranlement a duré quelques instants. C'est que cet ébranlement même les épuise, les affaiblit, et agit sur eux dans le même sens que les moyens débilitants de la médecine. C'est sur cette circonstance que sont fondés les succès de la médecine expectante, succès qui ne peuvent qu'être assurés toutes les fois que l'ébranlement n'est pas porté à un degré trop élevé.

Ce n'est pas une dangereuse temporisation que ce principe commande. Il s'allie, au contraire, très-bien à ceux qui prescrivent l'action au besoin. Il ne veut pas qu'elle soit outrée cette action, même dans les cas graves; mais il la veut persistante et itérative. Il est des principes qui repoussent la pusillanimité, l'hésitation, le tâtonnement; celui-ci s'oppose à ces brusqueries inconsidérées avec lesquelles on croit pouvoir commander à la nature et au mal.

Dans l'état actuel de la science, il n'existe que trop de preuves d'une absence presque complète de vraies connaissances physiologiques; mais l'on peut placer au rang des plus remarquables la vogue dont jouit une pareille méthode de traitement. Quand on sera plus avancé en physiologie, on concevra sans peine qu'elle ne peut entrer en parallèle avec les émissions sanguines par la lancette, avec un nombre bien ordonné de saignées de bras. Je mets en fait qu'on peut retirer cinq à six fois plus de sang chez un malade par ce moyen que par celui des sangsues, sans s'exposer aux mêmes inconvénients.

Il y a aussi par trop de duperie et d'enfantillage à s'en rapporter, comme on fait, aux sangsues dans les affections les plus graves, comme, par exemple, dans ce qu'on appelle une franche fluxion de poitrine, une apoplexie, le tétanos, l'hydrophobie, etc. Ce n'est que lorsqu'on connaîtra tout le parti qu'on peut retirer des saignées générales, toute l'extension

dont elles sont susceptibles, qu'on pourra véritablement espérer de guérir plus souvent ces affections
qu'on n'a coutume de faire. Je soupçonne même
que la rage déclarée cessera d'être dans tous les
cas au-dessus du pouvoir de l'art. Le fait est que
les efforts qu'on a faits jusqu'ici sont si peu de chose,
comparativement à ce qui pourrait se faire; ils ont
d'ailleurs été dirigés d'après des vues si superficielles,
qu'on ne peut pas considérer leurs résultats comme
assez concluants pour s'interdire tout-à-fait l'espoir
que je manifeste ici.

C'est une véritable honte, c'est un brevet d'igno-
rance générale que cette manie des sangsues qui
s'est emparée de tant d'esprits. Bientôt on aura entièrement oublié l'usage de la lancette. On doit bien
le croire, puisqu'aux submergés mêmes, aux as-
phyxiés on applique les sangsues. Ces malades-là ne
devraient pourtant pas avoir de lésions organiques.

Je bornerai là les réflexions que j'avais à présenter
sur les résultats pratiques de la doctrine de M. Broussais. Au résumé, je la trouve excellente pour les variétés maladives qui ont peu d'intensité, quoique susceptible de beaucoup de modifications, et pitoyable pour
les maladies graves, quoique la base de son traitement soit également bonne pour tous les cas. D'a-
près cela, il peut paraître difficile de décider si elle
mérite la supériorité sur ce qui existait avant elle.

J'avoue que je suis porté à le croire. Elle renferme un plus grand nombre d'aperçus qui approchent de la vérité; elle a d'ailleurs signalé beaucoup d'erreurs. Enfin, si elle est, peut-être, moins avantageuse pour les cas graves que les anciens principes, elle l'est véritablement beaucoup plus pour les cas ordinaires. Je vois donc peu de fondement aux déclamations de ses antagonistes. Ils n'ont certainement pas plus beau jeu que son auteur.

Mais si je compare cette doctrine à ce qui devrait être, aux vrais principes, à la véritable physiologie pathologique qui régnera sans doute bien, tôt ou tard, je ne peux lui accorder qu'une valeur bien minime. M. Broussais aurait beaucoup de chemin à faire pour arriver au but : telle est du moins ma manière de voir.

Je terminerai ce rapide examen des doctrines médicales dominantes, par un exemple de l'état de confusion et d'incohérence qui règne dans ce moment dans les opinions. Je choisirai, pour cela, un cas de maladie des plus communs, une de ces variétés de l'état pathologique qui se présentent tous les jours à l'observation, et qui devraient nécessairement être connues, si l'on avait les moindres notions sur les bases de la physiologie. Je ne la nomme pas autrement que par le mot *variété* de l'état maladif, parce qu'en effet je crois qu'elle ne mérite pas d'autre nom, et que tous ceux qu'on a coutume de lui donner sont autant d'erreurs qui tiennent à la fausse manière dont on l'envisage. On ne voit pas du tout sa base, on ne s'arrête qu'à ses symptômes, et chacun lui donne le nom de celui de ces symptômes qui frappe davantage ses sens, sa vue, son toucher. Enfin, elle se manifeste ordinairement lorsque l'état maladif interne, dont je crois avoir ailleurs indiqué la véritable base, se prononce d'une manière prompte et vive, mais peu intense. Ce mode de développement lui donne des symptômes très-marqués et souvent même l'apparence de gravité. Il est d'ailleurs presque toujours facile de voir que chaque organe y joue le rôle qui est approprié à son organisation et à sa fonction.

Or, je suppose que le malade fasse appeler un certain nombre de médecins, six, sept, si l'on veut. Nous allons voir que chacun assignera à la maladie un siége, un nom, une cause et un traitement différents. Je pourrais bien ajouter le pronostic, car il n'est guère mieux déterminé que le reste.

Procédons anatomiquement de haut en bas, autant que possible. L'un d'eux verra la face animée, les veines de la tête un peu plus gonflées que de coutume; de l'assoupissement et même un peu de délire; la pupille sera dilatée : il n'y a pas de doute, c'est une méningite, une encéphalite, ou pour le moins une fièvre cérébrale. Vite les sangsues au cou, à la tête; rarement une saignée générale. Et tout cela, en laissant bien des choses à considérer; sans même faire attention que ces symptômes se manifestent dans une foule de circonstances les plus ordinaires, dans des cas où il est bien évident qu'il n'y a pas d'inflammation au cerveau, comme dans de simples accès de fièvre intermittente, dans l'état d'ivresse, etc. Il est clair qu'ils ont beaucoup de tendance à se montrer toutes les fois que l'état maladif, quoique léger, parcourt des périodes très-rapprochées.

Ainsi, si les conseils de ce médecin sont suivis, le malade guérira sans doute, et l'on aura guéri ou fait avorter une maladie du cerveau; ce qui, au reste, sera très-vrai, parce que cet organe est aussibien malade que ceux que nous allons passer en revue.

Mais, si l'on examine la poitrine, on verra de la gêne, un peu d'embarras dans la respiration. On reconnaîtra la présence de quelques douleurs fixes ou vagues vers cette région. Enfin, il y a même un peu de toux. Un deuxième médecin arrêtera ses regards sur ces symptômes; puis il percutera ou stétescopisera.

Il serait bien à désirer qu'on adoptât exclusivement cette dernière méthode d'exploration. Car, au moins, elle n'a pas les inconvénients que l'autre offre, surtout dans les hôpitaux. Je n'ai jamais guère fréquenté les salles de médecine; mais je me rappelle d'y avoir été témoin d'une scène affligeante. J'ai vu un malheureux enfant, atteint et convaincu d'une fluxion de poitrine, expirant presque sous les coups redoublés des nombreux élèves. Ses gestes, ses plaintes, ses cris déchirants, rien ne pouvait le soustraire à ce supplice.

Il est peu douteux que ce deuxième médecin admettra l'existence d'une fluxion de poitrine vraie ou fausse. Ce sera le sang qui se porte aux poumons; par conséquent, des sangsues sur la poitrine, boissons pectorales, loch *idem*, etc. Voici donc notre malade sauvé des dangers d'une fluxion de poitrine.

Mais le troisième médecin sera-t-il de cet avis? ne verra-t-il pas plutôt dans ce tableau de maladie un simple embarras gastrique ? Il y a des nausées, la langue est jaune ou blanche, douleur de tête, douleur frontale. « Ne voyez-vous pas que l'estomac est surchargé de bile, de saburres ? Donnez un vomitif, et tous vos autres symptômes disparaîtront comme par enchantement. »

Il est très-sûr que la pratique s'est montrée souvent favorable à cette manière de voir; et cela, je le conçois très-bien. Mais je ne dirai pas ici toutes les raisons que je pourrais alléguer. J'observerai seulement que cet état maladif que je suppose ici n'a aucune gravité, ou qu'il n'en a que l'apparence, et qu'il est presque palpable qu'il n'y a dans l'estomac pas plus d'inflammation qu'il n'y en a au cerveau et à la poitrine, qu'il n'y en a sur la langue ou sur la paume de la main.

Rien n'est véritablement plus propre à confirmer ma manière de voir sur ce qu'on appelle des inflammations, que ces guérisons par les vomitifs.

Peut-on seulement supposer qu'il y ait inflammation, depuis surtout qu'on s'est avisé d'administrer l'émétique à des doses énormes, dans le but de corriger un prétendu défaut d'absorption auquel les partisans de Razori attribuent le mal ? Cette contre-épreuve est vraiment concluante, quoiqu'elle soit elle-même extrêmement vicieuse.

A l'aide des éléments de la vraie physiologie pathologique, on peut expliquer jusqu'à un certain point les succès de ces sortes de médications. Mais on voit aussi qu'elles sont sujettes à des inconvénients très-graves. Elles doivent particulièrement être très-dangereuses dans l'état actuel des choses, où l'on manque presque entièrement d'indices certains pour se diriger dans leur emploi, pour distinguer les cas dans lesquels on peut à la rigueur se les permettre, où enfin on est obligé de les fonder presque exclusivement sur l'empirisme.

M. Broussais, que je suppose être appelé auprès

de notre malade après l'humoriste et le razoriste dont je viens de parler, sera bien éloigné de partager l'opinion de ces deux derniers doctrinaires. Il lui est impossible de s'en rapprocher, tant est exclusif et rétréci le système dans lequel il s'est placé. Aussi est-il bien embarrassé pour expliquer leurs succès pratiques.

Il résulte de là une guerre animée d'opinions qui paraît bien loin d'être favorable aux malades, et au milieu de laquelle on ne voit nullement les caractères de la vraie doctrine. Car la vraie doctrine n'est pas exclusive, à beaucoup près. Ses bases sont larges, et elle apprend à distinguer ce qu'il y a de bon et de mauvais dans tous les systèmes.

Quoi qu'il en soit, M. Broussais, à force de presser la région épigastrique, ou même sans appuyer très-fort, parviendra à déterminer un sentiment douloureux au centre de cette région. Il verra les bords de la langue rouges; et cela réuni aux nausées, aux vomissements et aux autres symptômes dont j'ai parlé, devra nécessairement constituer une gastrite, c'est-à-dire une inflammation, ou pour le moins une sub-inflammation de l'estomac. Cet organe est *sympathique* par excellence, et il n'appartient à aucun autre d'avoir des relations aussi étendues que celles qu'il a lui-même : comme s'il avait des éléments de vitalité différents de ceux qui animent ses voisins ;

comme si tous n'étaient pas attachés aux mêmes liens que lui, ou du moins à des liens au fond de même nature que les siens.

M. Broussais s'en laisse évidemment imposer, ainsi que les autres médecins dont je viens de parler, par les apparences les plus vaines.

Ses recherches nécroscopiques n'ont aucun rapport au cas qui nous occupe et rien de concluant pour lui. Il est certain que si l'état maladif acquiert un assez haut degré pour être suivi de la mort, il peut très-bien se compliquer de lésions matérielles sur quelque point de l'intérieur, notamment dans l'estomac. Mais tant que le trouble n'est qu'au degré que je le suppose ici, tel du reste qu'il se présente très-fréquemment à l'observation, on ne peut pas dire qu'il y ait véritablement inflammation locale.

Il est aussi d'ailleurs très-facile de concevoir comment il peut se faire que la mort même ne s'accompagne pas de ces sortes de lésions, ainsi que cela se voit souvent dans les recherches d'anatomie pathologique. Cela sera facile à comprendre pour tout le monde, quand on voudra voir la base et la vraie cause entretenante de l'état maladif.

En attendant, je soutiens que ces lésions dont on fait tant de bruit, n'existent presque jamais que comme complications de cet état et comme résultat de ses progrès trop élevés et trop prolongés. Il arrive même très-souvent qu'elles n'ont pas lieu dans ce qu'on a coutume de considérer généralement comme de vraies inflammations, dans ce qu'on appelle, par exemple, une franche fluxion de poitrine, une pleurésie, une péripneumonie, une péritonite, une entérite, etc.

J'approuve très-fort l'éloignement de M. Broussais pour la doctrine de l'humorisme. Son mode de traitement est beaucoup plus rationnel et plus sûr que celui indiqué par cette doctrine. Mais je ne sais quelle qualification donner aux vues qui le guident, tant elles me semblent peu fondées. Je peux toutefois les concevoir, en considérant que l'auteur a dû nécessairement rester fidèle à l'esprit de la théorie dominante sur ce qu'on appelle les inflammations internes. En s'appuyant sur des bases aussi vicieuses, il lui était difficile d'approcher plus près de la vérité qu'il n'a fait.

Toutefois il doit s'applaudir de ses succès; et la victoire qu'il a remportée sur les erreurs anciennes dont ce point de la science était environné, a fait beaucoup de prosélytes pour les erreurs nouvelles qu'il y a introduites. On n'entend presque plus parler dans le monde et parmi les médecins, que de gastrite ou de gastro-entérite. Qu'il y a de vide cependant dans ces expressions!

Néanmoins ce langage et cette doctrine n'ont pas encore gagné tous les esprits, et nous allons en acquérir la preuve, en invitant M. le médecin du Roi à visiter notre malade.

Après un examen réfléchi, après maintes questions, enfin après avoir palpé l'hypocondre droit et le grand lobe du foie, et avoir fait dire au malade : « Oui, cela me fait mal, » il s'exprimera à peu près en ces termes : « Dans mes nombreuses recherches d'anatomie pathologique, j'ai très-fréquemment rencontré des lésions matérielles au foie, sur des sujets qui avaient succombé à ce que nous appelons des pleurésies, des péripneumonies, des gastrites, des entérites, etc., et cela, sans en voir aucune trace dans les organes qui étaient présumés avoir été le siége de la maladie. D'après cela, il faut donc se défier des symptômes qui partent de ces organes. Si l'estomac en particulier se montre affecté plus souvent que les autres, cela tient uniquement au caractère de sa sensibilité qui est plus grande que celle de ses voisins. » J'observe en passant qu'il y a bien d'autres causes que celle-ci qui disposent l'estomac à paraître plus affecté qu'il ne l'est réellement.

« Toutes ces considérations, continue M. Portal, doivent nous faire croire que c'est le foie qui, sans que ça paraisse, joue le premier rôle dans la maladie que nous avons sous les yeux. D'ailleurs cet or-

gane a sans contredit de nombreuses sympathies.
Ainsi je conclus que nous avons affaire à une hépa-
tite. »

Si ce ne sont pas là les propres expressions de
M. Portal, c'est bien au moins le fond de ses écrits.
Je n'ai pas besoin d'ajouter que son ordonnance sera
conforme à ses vues, et qu'elle différera en quelques
points de celle de ses confrères.

Mais j'ai promis de faire paraître un septième médecin. Je ne serais pas en effet embarrassé pour lui
trouver un autre genre de préoccupation : le cas qui
nous occupe en fournirait à un bien plus grand nombre, et cela toujours d'une manière variée. Il serait
donc très-possible que ce septième médecin fixât ses regards sur tout autre objet que ceux que nous avons
déja passés en revue. Souvent il suffit des indices
les plus faibles pour faire bâtir un système et donner
lieu à des conséquences à perte de vue.

Combien de fois il arrive qu'on s'éloigne encore
davantage du but, qu'on perd de vue tout ce trouble intérieur des organes de la poitrine et du bas-
ventre, véritable base de presque toutes les maladies
internes, pour ne s'arrêter qu'à quelque circonstance
extérieure et accessoire de la plus petite valeur !
Tantôt c'est une simple douleur externe, tantôt c'est
une légère éruption, d'autres fois c'est une convul-
sion, etc. Enfin, tous les épiphénomènes ont tour-

à-tour l'honneur de jouer le principal rôle et d'être considérés comme causes d'un état maladif dont ils ne sont presque jamais que les effets.

J'ai vu entre autres un malade, dont tous les grands organes, notamment ceux de la poitrine et du bas-ventre, étaient dans un état de trouble le plus violent et le plus visible, être traité par deux médecins des plus instruits comme atteint d'une inflammation des membranes de la moelle épinière. Et cela, pourquoi? parce qu'il était survenu à ce malade quelques douleurs au dos et aux lombes. Comme s'il était possible qu'un trouble général aussi prononcé et aussi profond qu'était celui dont je parle, ne fût pas accompagné de douleurs plus ou moins vives sur quelques autres parties que sur celles de l'intérieur de la poitrine et du bas-ventre, particulièrement sur le trajet des gros troncs nerveux. Pour mon compte, je crois que la plupart du temps ces douleurs dorsales et lombaires dépendent en grande partie de l'affection profonde des ganglions du nerf dit grand-sympathique.

Mais que vais-je encore ici parler de nerfs ! Ne dois-je pas savoir qu'il est convenu de n'accorder aucun rôle à ces organes dans les prétendues inflammations de la poitrine et du bas-ventre, dans les cas mêmes où tous les organes de ces deux cavités sont dans le trouble le plus profond et le plus manifeste?

Ne pense-t-on pas qu'ils dorment au milieu du désordre général! C'est beaucoup qu'on leur accorde la faculté de remplir quelques missions obscures ; s'ils ont pour emploi de porter par-ci par-là des nouvelles de la présence du mal. Cependant qu'il y a loin de là à ce qui existe réellement !

Mais je m'arrête, car je veux bien me garder d'approfondir ici ce point. On n'est déja que trop peu disposé à écouter ce que je viens de dire.

Avec des vues si locales, si rétrécies sur l'état maladif, pourra-t-on jamais concevoir tout le développement dont est susceptible, dans les cas graves, l'appareil de traitement ? Faut-il s'étonner, si on le proportionne si rarement avec le degré d'intensité du mal ? Il est clair que tant qu'on persistera à demeurer dans des voies si étroites, la pratique de l'art ne fera aucun progrès.

Il est même à présumer qu'elle ne fera que perdre, puisque les vues, les idées tendent à se rétrécir de plus en plus. Les méthodes curatives se mettront à l'avenant des principes ; elles se localiseront toujours davantage ; elles se réduiront aux plus petits moyens ; enfin, elles deviendront uniquement topiques. C'est déja ce qui se voit presque généralement. Ce sont des conséquences qui résultent particulièrement de la doctrine de M. Broussais. Quelle science ! quelle médecine ! les charlatans et les bonnes femmes pourront bien la pratiquer tout à leur aise. Le législateur sera bien habile, s'il trouve le moyen d'empêcher les empiétements sur les droits des médecins. Je n'en finirais pas, si je voulais exprimer toutes les réflexions tristes qui se présentent sur ce sujet.

Le fait est que M. Broussais tombe dans un excès opposé à celui qu'il a voulu éviter. Il rejette les maladies générales avec quelque raison ; mais, d'un autre côté, il localise beaucoup trop. Il y a entre ces deux opinions un juste milieu qui ne serait pas difficile à saisir, si chacun était moins attaché à un parti exclusif. Sur ce point milieu, d'ailleurs, se rapprocheraient, se baseraient également la doctrine des fièvres et celle des inflammations, ou du moins des variétés maladives auxquelles on a donné ces noms. Il faudrait donc que celles qui existent aujourd'hui fussent l'une et l'autre changées ou au moins fortement modifiées. Toutes deux sont également vicieuses. Voilà pourquoi M. Broussais ne peut les faire accorder ; et jamais il n'y parviendra, tandis qu'il restera sur le terrain où il s'est placé. Il ne s'agit pas seulement de rétrécir la base de la doctrine des fièvres, mais il faut aussi élargir celle de la doctrine des phlegmasies. C'est après cela qu'on les verra se rencontrer et s'identifier.

Quoi qu'il en soit, au milieu de tous ces beaux aperçus sur l'état maladif, on oublie précisément

le point qui est le plus capable de fournir des ren-
seignements certains; le point dont l'étude peut
faire connaître à peu près au juste le degré du mal,
son étendue et sa profondeur, et indiquer en même
temps la nature et la mesure des efforts que l'art
doit déployer, et la résistance qu'il doit rencontrer.
Il en apprend plus à lui seul que tous les autres
ensemble. Enfin, c'est ou ce devrait être la véritable boussole du médecin.

Si l'on savait l'apprécier, on guérirait les malades
plus sûrement et plus agréablement en même temps
pour eux et pour nous. On pourrait leur faire
grace de mille questions ennuyeuses, fatigantes et
souvent indiscrètes. On les préserverait de la pec-
toriloquie, de la percussion et du pétrissage. Dans
la plupart des cas, on les dispenserait de montrer
leur langue; peu importerait sa couleur. Enfin, ils
ne seraient plus obligés de nous mettre sous les yeux
leurs excréments, leurs ordures; sotte et imperti-
nente méthode qui n'est pas moins désagréable pour
eux que pour nous. Quelle pitié d'aller chercher au
fond d'un pot de chambre la nature d'une maladie,
tandis qu'il existe sur le malade même des indices
si vivants, si parlants !

Ce point important dont je veux parler concerne
la manière de se comporter du cœur dans l'état de
maladie; c'est l'espèce de participation que le princi-

pal organe de la circulation sanguine prend à cet
état : laquelle paraît d'ailleurs tout-à-fait méconnue,
puisqu'on ne la considère presque jamais que comme
une *sympathie*. Ce mot, ou du moins l'abus mons-
trueux qu'on en fait, prouve à lui seul tout le vide
des théories dominantes. Il est donc tout naturel
qu'on ne puisse retirer presque aucun fruit de l'exploration du pouls.

Je crois comprendre que c'est principalement l'extension qu'il a donnée au système des sympathies,
que M. Broussais fait valoir pour justifier le titre
de *physiologique* de sa doctrine. Je suis peu disposé à partager son opinion sur ce point ; car il me
semble, au contraire, que c'est par-là qu'elle s'éloigne
le plus de ce caractère. C'est qu'il s'en faut beaucoup que j'envisage les phénomènes dits sympathi-
ques, comme M. Broussais et les physiologistes qu'il
prend pour guides les ont envisagés.

Il est bien sûr que la physiologie, telle qu'elle a
été jusqu'ici, telle surtout qu'elle est depuis le
règne des principes hallériens, n'a pu fournir aucune base solide à la pathologie ; et ce ne peut être
qu'en la refondant entièrement, qu'on rencontrera
les véritables liens qui unissent ces deux parties
de la science.

Il y a bientôt deux ans que je jugeai devoir pu-
blier ma profession de foi à peu près entière sur

tous ces points. J'exposai succinctement ce que je crois être la doctrine de toute vérité, où les deux branches de l'histoire de l'homme, ses deux états de santé et de maladie se montrent basés sur des éléments de nature parfaitement identique.

Mais ce que je pensais à cette époque, je le pense encore aujourd'hui : il y a trop de distance entre cette doctrine et les principes dominants, pour que je puisse parvenir à me faire comprendre. Ce n'est pas chose peu difficile de contraindre les esprits à mesurer tout le vide de la science actuelle, et d'écarter les nombreux obstacles qui ferment tous les sentiers de la vérité. C'est là toutefois en quoi consiste presque toute la difficulté, car les vrais principes eux-mêmes sont faciles à concevoir.

Il est arrivé aux idées que j'ai déja publiées ce que j'avais bien prévu: c'est qu'elles n'ont fait que très-peu de sensation. Malgré leur énergique franchise, mes opinions n'ont été considérées que comme des vues sans consistance. Les efforts qu'on a faits jusqu'ici ont toujours été si infructueux, qu'il était bien naturel qu'on se refusât à croire que j'eusse rencontré une voie large et féconde. Il me semble, cependant, qu'on devrait mériter quelque attention, quand, après être entré profondément dans le raisonnement et avoir appliqué à la pratique les données nouvelles qu'on y a puisées, on

vient affirmer aussi fermement que je n'ai pas craint
de le faire, que ces données sont incomparablement
plus sûres et plus positives que celles d'après lesquelles on s'est dirigé jusqu'ici. Il faudrait être réellement insensé ou imposteur déhonté pour tenir un
pareil langage sans les motifs les plus puissants; et
l'on me permettra bien de dire que je n'ai pas
donné de preuves de l'un ni de l'autre de ces deux
caractères.

Mais il est vrai qu'il y a tant de raisons qui ôtent
du poids à mes assertions, que ce serait bien inuti-
lement que je pourrais dire les meilleures choses du
monde. Ainsi, par exemple, sont-elles revêtues du
cachet de l'école ou de celui de l'académie? puis-je
les appuyer par des titres et des dignités? ai-je à mes
ordres des écrivains à gage, ou ce qu'on appelle
très-proprement des aboyeurs? La vérité et les malades seuls sont intéressés à ma cause : et je n'ai
pour moi que mes pensées, ma plume et des titres
littéraires presque inaperçus. Enfin, qui ne sait pas
que la liberté, en France surtout, est bannie du
domaine des lettres et des sciences médicales, et
qu'elle a fait place à un honteux patronage?

Il faut bien tout le courage que donne l'amour
du bien et de la vérité pour oser écrire du nouveau
sous de pareils auspices. Je n'ai pas reculé jusqu'à
présent devant tant de difficultés; j'ai dit tout ce

que j'ai cru de mon devoir de dire. Mais je ne me crois pas obligé de revenir sur ce que j'ai déja publié. Je suis bien persuadé que ce serait encore perdre mon temps et ma peine que d'entrer de nouveau dans des détails sur la doctrine que je professe. Ainsi, je me bornerai ici aux réflexions générales que je viens de tracer à la hâte sur les principes dominants.

Quelque jour, peut-être, on reconnaîtra l'impuissance de ces principes; on se lassera de se débattre dans l'obscurité et de faire des victimes. Alors je pourrai espérer de me faire entendre, et de prouver que je ne cherche pas à renverser, sans avoir préalablement édifié.

FIN.